LES EAUX MINERALES DE POUGUES.

EXTRAIT DES AUTEURS QUI ONT TRAITE' DE CES EAUX. Par M. D. L. R * * Medecin Ordinaire du Roy.

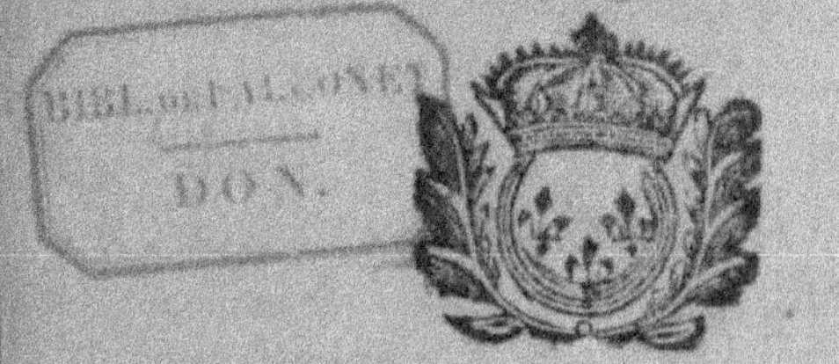

A NEVERS,
Chez LOUIS LE FEBVRE Imprimeur du Roy.

M. DCC. XLVI.

AVEC PERMISSION.

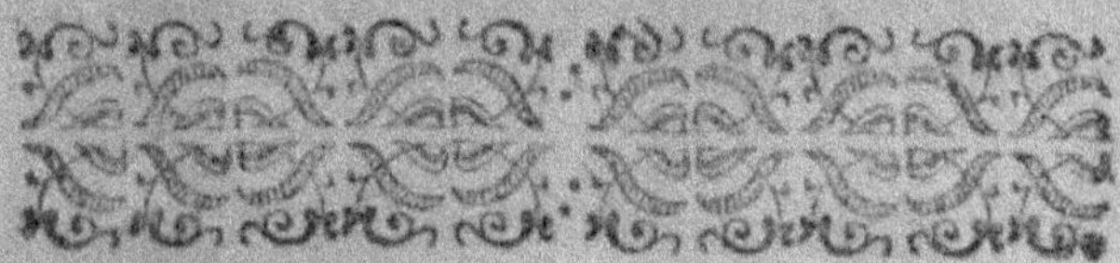

AVIS

Nous prions les personnes qui feront usage des Eaux de Pougues transportées, de vouloir bien nous faire part du succès de ces Eaux ; & d'y joindre l'exacte description des maladies pour les qu'elles elles les auront prises : Nous serions bien flaté si ces rélations pouvoient être faites par des personnes experimentées dans l'Art de Guerir.

Quoiqu'on ait déja, même jusqu'à l'ennui, des observations de maladies gueries par les Eaux de Pougues dont les bons effets se multiplient journellement, néanmoins nous souhaitons encore de nouvelles découvertes, pour choisir dans ce nombre presqu'infini d'observations, les guerisons les plus extraordinaires, les mieux circonstantiées, &

les moins suspectes dont nous voulons fai-
re part au Public.

Floriferis ut Apes in saltibus
omnia libant,
Omnia nos itidem depascimus
aurea dicta.

Lucretius Lib. 3.

L'on aura la bonté de s'adresser à
M. DELARUE, Conseiller-Medecin
ordinaire du Roy, Intendant des
Eaux Minérales de Pougues, à Nevers.

─────────────

*Vû, permis d'Imprimer.
à Nevers ce 15. Juillet 1746.*
GUILLIER DE MONT
Lieutenant Général.

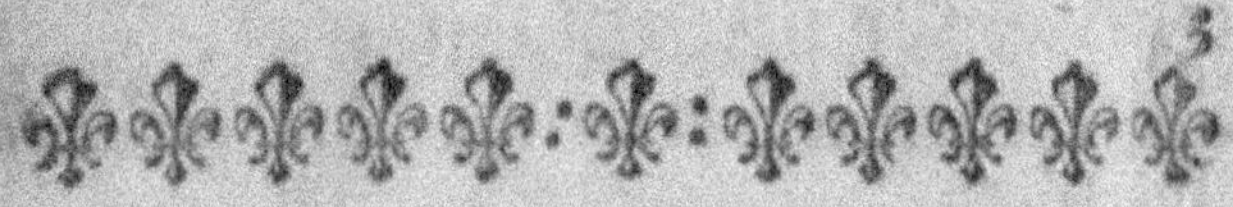

LES
EAUX
DE
POUGUES.

EXTRAIT DES AUTEURS
QUI ONT TRAITE' DE CES EAUX.

Aquæ Minerales ultima funt poft naufragia remediorum tabula ad quam ut ad facram anchoram confugere folent homines.

Hequet. Nov. Med. confpect.

LE Public demande depuis long-tems un nouveau traité général des Eaux Minerales de Pougues. En atendant qu'on fatisfaffe à fes defirs, voilà en racourci ce qui eft le plus néceffaire de ſçavoir ſur la nature, les qualités & l'uſage de ces Eaux.

Les Eaux Minerales de Pougues ſont en réputation depuis plus de deux ſiecles. Charles de Gonzague Prince de Mantouë, & Duc de Nevers, les a priſes à leur ſource avec beaucoup de ſuccès en mil cinq cens ſoixante-huit; (a) Henry III. Roy de France, en mil cinq cens quatre-vingt ſix; (b) Catherine de Medicis, quelque tems après; (c) Henry I V. à Saint Maur des Foſſez, en mil ſix cens deux; (d) & Loüis X I V. à Saint Germain, en mil ſix cens quatre-vingt ſix; (e)

(a) *Traité des Eaux de Pougues par Pidou Docteur en Medecine* Edit. de Paris.	(c) *Cette Reine y fit bâtir, & fit decorer ces Eaux.*
	(d) *Hiſt. d'Henry IV.*
(b) Raimundus Maſſacus Collegii Aurelianenſis Fac. Medi. Decanus, de *Limphis Pugeacis. poëma. pag.* 16.	(e) *Bruzen de la Martiniere en ſon Dictionaire Géogr. Hiſtorique & Crit.* Tom. 4. pag. 194.

Pour raporter toutes les guérisons qu'ont operés les Eaux de Pougues depuis qu'elles sont connuës, il faudroit des volumes entiers. (f)

Ces Eaux sont situées dans la Province de Nivernois entre la Ville de Nevers, & celle de la Charité sur le grand chemin de Paris à Lyon; ce lieu est un Bourg agréable où une partie de ce qu'il y a de plus considerable à Nevers, vient faire son sejour pendant la saison des Eaux. On y trouve plusieurs Maisons très commodes pour les Bùveurs; les Habitans y sont prévenans; on y respire un air sain, & les alimens y sont fort bons.

Le Roy vient de faire des dépenses considerables pour purifier ces Eaux & les décorer de Jardins & de promenades, ce qui ne contribue pas peu aux succès heureux qu'elles ont journellement; (g)

(f) *Lisez tous les Auteurs qui ont écrit sur les Eaux de Pougues.*

(g) *On donnera au Public le detail des guérisons les plus marquées.*

SA MAJESTE' y entretient un Medecin pour les ordonner aux malades & les diriger à propos. Il y a des Fontainiers qui y servent les Eaux avec beaucoup d'atention & de propreté ; & on les fait porter dans des bouteilles biē bouchées chés ceux qui ne peuvent aller boire à la source: Enfin les buveurs trouvent en ce lieu tous les secours dont ils ont besoin ; & ils peuvent y goûter agréablement le plaisir de la bonne compagnie, & celui du jeu & de la promenade chacun selon son inclination.

En atendant qu'on acheve la fondation d'un Hôpital à Pougues, on y distribue *gratuitement* aux pauvres, par Ordre du Roy, les Remedes nécessaires pendant l'usage des Eaux, à la charge par eux de se munir chacun d'un Certificat de pauvreté signé de leur Curé, & légalisé du Juge des lieux.

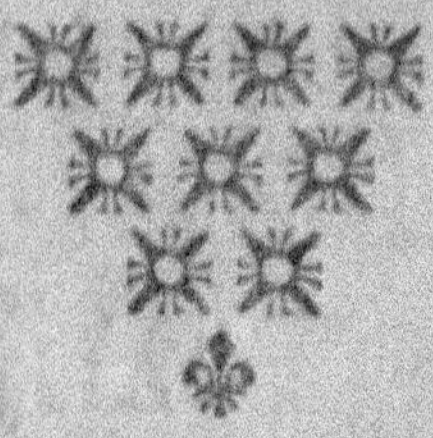

DE LA NATURE
ET DES
PROPRIETE'ES
DES EAUX DE POUGUES.

LEs Eaux Minerales de Pougues sont limpides, de saveur un peu piquante sur la langue, aïant un goût difficile à définir, qui plaît à quelques personnes, & deplaît à d'autres; mais auquel tous les buveurs s'acoûtument aisement; (h) elles sont froides, (i) & boüillent continuellement en petil-

(h) *Chacun y trouve un goût particulier; les uns disent qu'ils y trouvét le goût de Fer; ceux cy de Vitriol; ceux là de Nitre; & d'autres de Souffre ou de Bitume &c.*

(i) *l'Eau froide a des proprietés admirables pour la guérison de plusieurs maladies.*

Noguez. Exp. Phy. des effets de l'eau.

Vander-Hydin. de aqua frigida.

A 4

lant , comme fait à peu près l'excelent
vin de Champagne agité dans la bouteille & versé dans un verre ; leur source est fort abondante , elles coulent
perpetuellement & toûjours également
dans tous les tems de l'année ; le Puis
qui les contient , est fait de pierres de
tailles bien cimentées ; il a trois pieds
de diametre , & plus de vingt de profondeur ; il y a une table de fonte de fer
posée à près de dix pieds dela superfi-
cie de l'Eau de ce Puis ; cette table est
percée dans son milieu d'un trou d'environ un pied de diametre par où sor-
tent les Eaux avec beaucoup de bruit
& d'impetuosité ; & il en éxale des
vapeurs Minerales si pénetrantes qu'il
n'est pas possible d'en soutenir l'evapo-
ration sans en être renversé à l'instant,
lorsqu'on tente de descendre dans ce
Puis , en partie vuidé ; car il n'est pas
possible de le vuider entierement : au
dessous de cette table de fonte on
trouve encore plus de dix pieds de
profondeur, en sondant obliquement
du côté du Soleil levant.

    C'est cette profondeur , & la consſtruction de ce Puis, qui empêchent que ces Eaux ne ſoient ſuſceptibles de la variété des ſaiſons.

Les Eaux de Pougues fourniſſent à leur ſource, par l'Analiſe, les mêmes principes mineraux, & en même quantité dans toutes les ſaiſons; & elles ont conſéquemment pendant toute l'année, les mêmes propriétés. *Idem manens idem, facit ſemper idem.*

Ceux que des maladies preſſantes obligent d'avoir recours à ces Eaux pendant l'Hyver, éprouvent cette verité, en prenant néanmoins la ſage précaution de les boire échaufées au Bain-Marie & dans un apartement chaud.

Ces Eaux ſont aperitives, purgatives & aſtringentes, deterſives, fondantes, & deſobſtructives; elles rafraichiſſent, temperent & fortifient auſſi, plùtôt que d'affoiblir, quoiqu'elles pouſſent par les ſelles, les urines & l'inſenſible tranſpiration; quelquefois mêmes par des ſueurs abondantes pendant le ſommeil, particulierement lorſqu'elles paſſent lentement.

A en juger par leurs effets rélatifs aux qualités des mineraux qu'on y découvre aujourd'hui par l'exacte Analife, conformément aux obfervations (1) de M. M. PIDOU, DU FOUILLOUX, DE MASSAC, BANC, FLAMENT, COURRADE, DE LA FRANBOISIERE, FABRE, PIGRAY, DE MEUVE, & autres celebres Medecins qui en ont écrit ; & fur les experiences qu'en a fait à leur fource en mil fept cens deux le fameux M. GEOFFROY par ordre de

(1) En Médecine il faut des faits conftatés par un long ufage, tout doit pofer fur l'expérience & l'obfervation. Per varios ufus artem experientia fecit, exemplo monftrante viam. Manil. 1. Neanmoins, comme un Medecin ne doit pas toûjours attendre que l'experience l'enfeigne, & qu'il doit quelquefois y mêler fa raifon, il eft néceffaire qu'il ait recours à l'Analife, pour découvrir les principes dont les Mixtes font compofés, & juger par là de la vertu des remedes. Pitcarn. Opufcul.

M. de Pontchartrain Miniſtre & Sécre-
taire d'Etat , ces Eaux ſont Ferrugi-
neuſes , Vitriollées , Nitreuſes , & Sul-
phurées par la Sulfureïté inſeparable
des Mineraux qu'elles contiennent.
*Le ſel qu'on en tire , ſelon l'Analiſe
de M.* D U C L O S *Médecin ordinaire
du Roi , de l'Academie Royale des
Sciences , a les qualités , du vrai Nitre
(* m *) reconnu tel par des experiences*

(m) *Le vrai
Nitre differe du
Salpêtre auſſi apellé
Nitre , en ce que
dans celui-cy l'aci-
de domine , & dans
le vrai Nitre c'eſt
un Alkali ami de
la Nature : ce ſel
Mineral a une ſa-
veur un peu ſalée
& piquante ; il di-
gere & déſſeche , il
inciſe , diviſe , bri-
ſe & ſubtiliſe les
humeurs craſſes &* viſqueuſes &c.
On s'en ſert pour
ouvrir , purger , dé-
terger , reſoudre ,
fondre , & autres
indications de cette
nature.

Hipoc. de morb.
Galen. lib. 6. &
9. de medicament.
ſimp. lib. 3. de
alim. lib. 8. & 14.
meth. Dioſcorid.
lib. 5. cap. 89. Plin.
Hiſtor. natur. cap.
10. & 14. liv. 3.
A 6

pareilles à celles qui ont été faites sur
l'eau chaude de Bourbon - l'Archam-
bault. (n)

MALADIES
AUXQUELLES LES
EAUX
DE POUGUES SONT PROPRES.

LA Nature des Eaux Minérales de
Pougues, & les guérisons qu'elles operent depuis plus de deux cens
ans sur un nombre presqu'infini de
malades, sous les yeux du Public
& des Medecins les plus acrédités,
prouvent incontestablement qu'elles
sont propres à combatre toutes les

(n) Traité gé-
néral des Eaux Mi-
nérales de France,
fait par Ordre du
Roi, par M. Duclos
Médecin ordinaire
de Sa Majesté en
l'Academie Royale
des Sciences.

maladies caufées par les obftructions,
& qui proviennent de l'épaiffiffe-
ment des liqueurs, d'un fang grof-
fier & vifqueux ; pour les Fiévres
quartes rébelles, (en ufant néanmoins
en même temps du Quinquina felon
la methode ordinaire ;) pour l'Hidropifie générale ; la Jauniffe ou Icte-
ritie, les Skirs, & les obftructions
des glandes du Foye, de la Rate,
du Mefentére, & du Pancréas ; les
vapeurs, & la mélancolie hipocon-
driaque ; les Migraines, vertiges,
Epilepties, Cathares, Palpitations de
cœur, battement de l'Artere gaftri-
que, & difficulté de refpirer, *lorfque
ces maladies furviennent par la fim-
patie de l'eftomac, du Foye, de la Rate,
& du Méfentere, ou d'autres parties
du bas-ventre.*

Elles font falutaires à la Galle, aux
Eréfipeles, d'Artres, & demangeaifons
de la peau ; elles conviennent à ceux
qui ont l'eftomac foible, & le foye
chaud tout enfemble ; elles font uti-
les à ceux qui font fujers à la colique d'eftomac bilieufe & venteufe.

dans les chaleurs d'entrailles & des
reins ; elles préservent du Calcul, &
font bonnes pour la colique néphre-
tique ocafionnée par les graviers,
les fables & les glaires ; elles gueris-
fent les Ulceres des reins & de la
veffie, & autres parties de la géné-
ration ; on s'en fert avec fuccès dans
le dernier période des maladies fecre-
tes commençantes, les Gonnorrhées,
les pertes de femences involontaires,
les difficultés & ardeurs d'urine,
& dans le Tenefme du fondement;
elles tuent les verres.

Elles arrêtent le vomiffement, le
cours de ventre lienterique, & opi-
niatre, le flux immoderé des Hemor-
roïdes, & les pertes de fang habi-
tuelles des femmes ; leur ufage eft
admirable dans la fupreffion même
de leurs régles, & celles des Hemor-
roïdes, dans les paffions hyfteri-
ques, les pâles couleurs, les fleurs
blanches, la fterilité, la fureur ute-
rine, la fuffocation de matrice, fes
obftructions & fon Hidropifie, elles préfervent de l'avortement les

femmes qui y font fujettes : (o)
Ces Eaux font encore excelentes pour
le rhumatifme , & la goute prove-
nant d'humeurs chaudes , & extre-
mement acres ; (p) & par deſſus
tout , ce qu'il y a de fort eſtimable
dans ces Eaux , c'eſt qu'elles n'alte-
rent en aucune façon la chaleur
naturelle ; mais au contraire elles la
corroborent. (*)

(o) On expliquera Pougues ,comme ces
fuivant les régles Eaux opérent dans
de la Méchanique la guérifon des Ma-
dans le Traité gé-ladies où elles font
néral des Eaux de propres.

(p) Ces Eaux du plus rebelle ,
ont guérit un Rhu-& ſi cruel que le
matifme de cette malade en étoit de-
efpece en 1712. venu entierement
que l'ufage des Eaux courbé, ce Fait eſt
chaudes avoit ren-Public à Nevers.

(*) M. de Meuve Med. ord. du Roy
en fon Dictionnaire ou Apparat de Med.
pages 57, 59, & 627.

Tous les Médecins dont on vient de parler, ont imprimé dans leurs traités un très grand nombre d'observations sur toutes les maladies cy-dessus décrites, guéries par les Eaux de Pougues; on peut les lire dans ces Auteurs : Au surplus les expériences qui se font tous les jours à cet égard, justifient les leurs.

L'on doit éviter d'employer ces Eaux dans les maladies de Poitrine où elles ne conviennent point.

Au reste semblables à toutes les autres Eaux Minérales en général, elles n'operent de bons effets qu'autant qu'elles sont ordonnées & placées avec prudence, & qu'elles sont précedées, acompagnées, & suivies du régime que l'on va marquer.

✻✻✻✻✻✻✻✻✻✻✻✻✻✻✻✻✻✻✻

USAGE

DES EAUX DE POUGUES.

LEs Eaux de Pougues se prenent dans toutes les saisons de l'année lorsque les maladies sont pressantes, comme les coliques, les maladies des reins & de la vessie, &c. Pour lors, si c'est en hiver, on les fait chauffer au Bain-Marie, & on les prend dans un apartement bien chaud, ou dans son lit, suivant l'avis du Médecin : Mais le tems le plus propre à en faire usage, est depuis le mois de Juin jusqu'à la fin de Septembre ; & quelquefois plûtôt quand les chaleurs commencent de bonne heure, & finissent tard.

Nos Anciens se servoient aussi fort utilement de ces Eaux en Bains, pour plusieurs maladies où elles conviennent, & particulierement pour les maladies de la peau ; on les mêloit avec une partie d'eau de riviere ou de fontaine boüillante pour les échauffer.

Avant que d'aller à Pougues, il sera bon de s'y disposer par les remedes généraux ; il faudra se faire tirer deux ou trois palettes de sang d'un des bras, & réitérer la même saignée, si la plénitude des vaisseaux, & le caractere du sang le demandent.

(q) On se purgera ensuite, de crain-
te que la quantité des humeurs ne
s'opose au passage des Eaux qu'on
doit prendre ; enfin on se baignera,
suposé qu'on en ait besoin ; ce qu'on
observera sur tout pour les chaleurs
d'entrailles, & pour les maladies des
reins & de la vessie.

Quand le malade ainsi préparé,
sera arrivé à Pougues, il se reposera
un jour ; le soir du même jour il
prendra un lavement d'une décoction
d'herbes rafraichissantes dans laquelle on aura fait délayer une on-
ce de lenitif fin, & trois onces de
miel mercurial ou violat pour déba-
rasser le bas-ventre.

Le landemain il se purgera avec
sa médecine ordinaire, ou telle autre
convenable à sa maladie ; trois heures après la purgation, le malade
prendra un boüillon, & observera
le reste de la journée un régime con-

(q) Latas ha- Minerales.
beat venas, qui po- *Cesius de Minera-*
taturus est aquas *libus.*

venable; chaque fois que sa médecine operera , il prendra un petit
verre d'eau Minéral pour se rafrai-
chir , détremper les humeurs , & faciliter l'évacuation.

Le landemain de la médecine, il
se transportera le matin à la Fontaine
à jeun , à six heures au mois de Juin
& Septembre , & à cinq heures &
demie au mois de Juillet & d'Aoust ,
& y boira quatre verres d'eau d'un
demi-setier chacun , laissant un quart-
d'heure de distance entre chaque
verre; il se proménera sans se fatiguer en prenant ces Eaux , & se tien-
dra une serviette chaude sur l'estomac, si les matinées sont fraiches.

Si son indisposition ne lui permet
pas de prendre les Eaux à leur source , il se les fera aporter dans sa
chambre en même quantité que cy-
dessus; & observera également de se
promener pendant tout le temps qu'il
en boira : Mais si sa foiblesse ne lui
laisse point la liberté d'agir & de
marcher , il se contentera de les prendre dans le lit. C'est ainsi qu'en use-

ront ceux qui auront éprouvé que les Eaux passent plus facilement, lorsqu'ils gardent le repos.

On ajoûtera à chaque verre d'eau une ou deux cuillerées de la même Eau boüillante ; ce qui contribûra à faciliter le passage des Eaux. C'est encore ainsi qu'on en doit user en les prenant à la Fontaine, si on les sent trop froides sur l'estomac.

Le second jour on en boira cinq ou six verres pour acoutumer peu à peu l'estomac à se dilater ; les jours suivans, si on les rend aisément, on les augmentera d'un ou deux verres chaque jour, jusqu'à ce qu'on se voye parvenu au nombre de douze, quatorze, seize, & même vingt qu'on continûra de boire pendant quelques jours.

Cet usage ne doit néanmoins avoir lieu que quand le malade ne sentira ny gonflement ny pesanteur d'estomac, ny embarras dans la tête ; car pour lors il sera obligé de s'en tenir au nombre de verres que son estomac pourra suporter sans en souffrir.

Dans ce dernier cas, il ne laiſſera plus qu'un demi quart d'heure de diſtance entre chaque verre, pour parvenir à les boire en entier dans l'eſpace d'une heure & demie ; il mâchera entre chaque verre un peu *d'anis de verdun, ou de canela*, pour s'exciter à la ſoif.

Lorſque le malade ne ſe trouvera point purgé par la boiſſon des Eaux, & qu'elles paſſeront ſeulement par les urines, il aura recours ce jourlà ſur le ſoir, au lavement purgatif décrit cy-deſſus, ou à un lavement ſimple d'eau Minérale qu'on fera chauffer au Bain-Marie ; le landemain matin on rependra ſur les deux ou trois premiers verres d'eau, trois gros d'un ſel Minéral Analogue aux Eaux de Pougues, *(r)* dont l'uſage

(r) Ce ſel a été communiqué en 1742. à M. Geoffroy, & à M. Groſſe Apot. & Chimiſtes célébres de l'Acad. Roy. des ſciences, & ils l'ont approuvé. l'Expérience d'accord avec la raiſon a autoriſé leurs déciſions.

est infiniment superieur aux autres sels à cet égard, en ce qu'il contient une grande partie des principes qui animent ces Eaux, & qu'il fond, desobstrüe & purge sans aucune irritation ; & à son défaut, on se servira du sel de Saignette à la dose de six ou sept gros, ou d'autres sels à une dose proportionnée suivant la nature de la maladie, & le conseil du Médecin.

Le temps de dix ou douze jours de boisson étant expiré, il faudra diminuer d'un verre chaque jour jusqu'à ce qu'on en soit venu au premier nombre de quatre verres seulement qu'on pourra continuer encore quelques jours, si l'on s'en trouve bien & suivant l'avis de son Médecin.

On se purgera toûjours, comme il a été marqué, au milieu & à la fin de l'usage des Eaux, pour entraîner les matieres viciées qu'elles auront détrempées, & pour empêcher qu'elles ne repassent dans la masse du sang. Ce point est essentiel ; bien des personnes se sont trouvées mal des Eaux pour y avoir manqué.

S'il arrivoit en prenant les Eaux, quelques révolutions ocasionnées par la plenitude des humeurs, & faute d'avoir été purgé; ou par l'éxcès du boire & du manger; ou enfin par quelqu'éxercice violent, on aura recours aux vomitifs doux par préférence à tous autres remédes; & on reprendra ensuite les Eaux pour humecter, rafraichir & achever d'entrainer les humeurs corrompuës, mises en mouvement.

Lorsqu'on sera de retour chez soy, on rëiterera la purgation au bout de douze jours pour la premiere fois, & de quinze ou trois semaines pour la seconde, dans la vüe d'emporter entierement les matieres fonduës; car il faut remarquer que les Eaux agissent encore quelques fois pendant deux ou trois mois après les avoir prises; en sorte qu'on doit attendre que ce temps soit expiré pour bien juger de leur effet, & qu'on ne peut se dispenser de garder jusque là un régime de vie très exact.

Si les Femmes où les Filles sont

surprifes de leurs régles pendant l'u-
fage des Eaux , fuppofé qu'elles ne
viennent qu'en petite quantité , elles
pourront continuer la boiffon qui
contribûra à leurs détremper le fang ;
mais elles feront obligées de l'inter-
rompre , en cas que leurs régles foient
abondantes ; quand les régles auront
ceffé , les malades recommenceront
de boire chaque jour , le même nombre de verres , où elles en étoient de-
meurées avant l'interruption.

Les malades qui font attaqués de
maux opiniâtres & inveterés , font
obligés de prendre les Eaux plus long-
temps qu'on ne les prend ordinaire-
ment, ils doivent boire au moins pendant quarante jours , au lieu de vingt
cinq ou trente, & ce doit être à trois
reprifes différentes d'environ douze
ou treize jours chacune , obfervant
de fe repofer quatre ou cinq jours,
& même plus long-temps, fi le Médecin le juge à propos au bout de
chaque reprife , & de fe purger la
veille du jour qu'on reprendra les Eaux.

Les Maladies chroniques ne peuvent

vent fe guérir, que de la même ma-
niere que la Nature les a produites,
c'eft-à-dire dans un long efpace de
temps. L'on ne peut efperer de dé-
truire en peu de jours un mauvais
fruit que la Nature déréglée n'a pro-
duit que lentement ; il faut quelques-
fois des années.

Si aprés les premiers douze jours
de l'ufage de ces Eaux, on ne fe fent
pas un peu foulagé, que l'on trouve qu'elles ne paffent pas bien, on
effayera de les prendre differem-
ment, & dans la chambre : Pour lors
on en fera chauffer trois ou quatre
pintes au Bain-Marie dans une bouteille de grès verniffée en dedans ,
& bien bouchée. On boira chaud
les deux premiers gobelets de cette
bouteille feulement qui en devien-
dront beaucoup plus efficaces, en ce
que les efprits du volume entier d'Eau
contenus dans la bouteille, fe trou-
veront tous raffemblés à la fuperfi-
cie ; enfuite on recommencera à en
mettre au Bain-Marie une feconde ,
une troifiéme, une quatriéme bou-

teille , & plus même s'il le faut ,
pour en user de la même maniè-
re, suivant le conseil du Médecin.

Une des atentions des plus nécessaires pour rendre l'usage des Eaux
favorable, est l'observation d'un régime exact.

REGIME
A OBSERVER
EN PRENANT LES EAUX
DE POUGUES

UNe heure après le dernier verre
de ces Eaux , le malade dé-
jeunera avec un peu de pain sec ,
ou mouillé au pot , & boira par dessus un verre de vin trempé d'un peu
d'eau : Mais s'il n'a pas rendu la plus
grande partie de ces Eaux ; s'il les
sent encore dans son estomac , ou
s'il se trouve gonflé , il se retran-
chera le déjeuné, & il se promene-

ra à l'ombre, fans néanmoins fe laf_
fer, en atendant le dîner.

Il dînera avec un bon potage de
fanté, & de la viande blanche, pre-
ferant toûjours le rôti au bouilli; &
ne prenant pour tout deffert qu'un
bifcuit, un macaron, ou une ou
deux noix confites : Il poura goûter,
s'il en a befoin, avec une rôtie au
vin & au fucre, dont le pain foit
bien amoli dans l'eau ; ou feulement
avec un morceau de pain, ou un
petit bifcuit, & un verre de vin
mêlé d'un peu d'eau.

Il foupera legerement & de bonne heure, mangeant de la viande
rôtie, ou une couple d'œufs frais
avec des moüillettes ; il fe couchera
deux heures après.

Peut-être ce régime paroîtra-t'il
trop borné ; mais la fobrieté eft ab-
folument néceffaire pendant tout le
temps qu'on prend les Eaux.

C'eft une obligation indifpenfable
de ne manger rien alors de crud
ny d'indigefte, & de ne faire aucuns
jours maigres. On ne doit pas moins

éviter les ragoûts, la patisserie, les
sucreries, la salade, le laitage, &
le fromage ; les fruits, & sur tout
les fruits rouges, comme cerises,
groseilles, fraises & framboises, soit
cruës, soit cuites.

   * *Restriction en faveur des Buveurs
legerement indisposés.*

   Quand aux personnes qui ne boivent les Eaux que pour de legeres
indispositions, & seulement en vûe
de se rafraichir & de s'humecter, elles
peuvent se donner un peu plus de
liberté ; mais elles doivent néanmoins
éviter les excès à tous égards.

   La bonne chere, le vin & la vo-
lupté sont des sources ordinaires des
déréglemens de la santé. *Plus occidit
gula quàm gladius, estque fomes om-
nium malorum* (s)

   La boisson ordinaire sera de vin
bien meur, & bien trempé.

   Au reste, on observera soigneuse-

____

   (s) *Franc. Petric. de Repub. lib.*
5. cap. 8.

ment de ne point se fatiguer, ni se
lasser par de trop longues promenades, soit en carosse soit à pied ; de
ne point s'exposer au soleil, au se-
rein, ni au mauvais temps ; de ne
point s'échauffer par des mouvemens
outrés de colere ou d'autres passions
vives, par une trop grande atention
pour la lecture ou l'écriture, pour
un jeu trop interressant, ou par des
veilles immoderées &c.

Comme les Eaux portent souvent
à la tête, & jettent dans l'assoupi-
sement ; on évitera sur tout de s'a-
bandonner, ou de se laisser aller au
sommeil pendant le cours de la journée ; on cherchera a s'égayer.

TRANSPORT

DES EAUX DE POUGUES.

Les malades qui prendront les Eaux
de Pougues transportées, suivront
éxactement ce qu'on vient de préscrire
sur l'usage de ces Eaux ; ils observe-
ront très scrupulensement le regime

indiqué cy-deſſus ; & ils ſe condui-
ront d'ailleurs ſur les avis de leurs Medecins ordinaires.

Ils auront ſoin de faire tranſporter
leurs Eaux, non dans des bouteilles
ordinaires, mais dans des carrafons
de verre double, ou des bouteilles
de grès bien verniſſées en dedans,
(t) bouchées à la palette, coiffées &
cachetées, ſans quoi elles perdroient
une partie de leur vertu.

Ceux qui voudront boire les Eaux
de Pougues habituellement (comme

(t) *On a fait
faire exprès des
bouteilles de grès
verniſſées en dedans
ſur leſquelles ſont les
armes du Roy avec
l'inſcription autour,*
Eaux Minerales
de Pougues, *pour
les diſtinguer des
autres bouteilles ;
elles ne ſe payent
qu'un ſols par pinte,* c'eſt à dire qu'une
bouteille contenant
quatre pintes, coûte
quatre ſols, non
compris le prix des
eaux, conformément
au Réglement au-
thoriſé par Arreſt
du Conſeil.

*Elles ſe diſtri-
buent aux Fontai-
nes Royalles de Pou-
gues.*

il se pratique dans les pertes de sang invetérées de toutes especes , & même dans celle des Hemoroïdes ,) ne seront pas obligés de s'assujetir au régime , ni à toutes les précautions marquées. Ils pourront en faire venir trente, quarante, ou cinquante bouteilles de differentes grandeurs à la fois ; l'unique soin qu'ils doivent prendre , est de les faire mettre dans un lieu frais.

Ces Eaux se conservent dans leur bonté pendant trois ou quatre ans, & plus , pourvû que les bouteilles soient bien bouchées , & qu'elles n'ayent point été entâmés. (u) On aura soin , en décoiffant les bouteilles pour en boire, de les faire reboucher promptement , pour empêcher l'évaporation des esprits Minéraux.

(u) *M. Flament Médecin du Roy, assure par une longue expérience dans son Traité des Eaux de Pougues , que ces Eaux se conservent dans leur bonté plusieurs années, & beaucoup plus long temps qu'aucunes Eaux Minérales du Royaume.*

Indépendemment de tout ce qu'on vient de prescrire sur l'usage des Eaux Minérales de Pougues, les differentes circonstances des maladies, & des temperamens pourront éxiger des changemens nécessaires ; on suivra en cela exactement l'avis de Médecins sages, & expérimentés.

Tout ce cy n'étant fait que pour des malades, des valétudinaires, ou des personnes attentives à leur conservation ; l'on a crû devoir y ajoûter les sept régles prescrites par le célébre FRE'DE'RIC HOFFMANT (x) pour la conservation de la santé.

REGLES
Pour conserver la Santé.

I.

Evitez avec soin l'excès en toutes

(x) *Voyez l'explication de ces sept regles dans la dissertation Phisique, & Médicale de ce sçavant Médecin. Decad. 11. dissertation 3.*

choses ; car il n'y a rien qui soit plus
ennemi de la Nature.

II.

Gardez-vous bien de changer tout
d'un coup les coutumes que vous
avés prises depuis long-temps ; par-
ceque la coutume est une seconde
Nature.

III.

Ayez toûjours l'esprit guay & tran-
quille ; car c'est là un des meilleurs
moyens pour conserver la santé,
& vivre long-temps.

IV.

Recherchez le plus qu'il vous sera
possible un air pur & temperé; parce
qu'il contribuë infiniment à donner
de la vigeur au corps & à l'esprit.

V.

Choisissez avec beaucoup d'éxacti-
tude les alimens qui conviennent à
B v

nôtre Nature ; c'est à dire ceux qui
sont de facile digestion & assimi-
lation, & dont le superflu sort aisément du corps.

V I.

Observez toûjours une juste proportion entre les alimens que vous pre-
nés, les forces de vôtre corps, &
l'éxercice que vous lui faite faire.

V I I.

Si vous voulés vous bien porter,
fuyez les Médecins ignorans ou char-
latans, de même que le grand nombre de remédes, & en général tous
ceux qui operent avec violence.

  ,, L'habileté du Médecin, dit M.
,, Hequet dans une de ses Théses,
,, ne consiste pas à employer une
,, grande quantité de remédes ; &
,, ce n'est pas de ce qu'il en donne
,, beaucoup, mais de cequ'il les don-
,, ne à propos, qu'on doit juger de
,, sa science. Il vaut mieux s'en tenir
,, à la sage simplicité d'HIPOCRATE

,, & imiter son épargne , par le mo-
,, yen de laquelle avec un petit nom-
,, bre de remédes , il sçavoit remplir
,, l'atente de ses malades , & ne
,, se laissoit pas tromper par les acci-
,, dens des maladies.

,, Suivant donc son éxemple , les
,, véritables Médecins s'atachent plû-
,, tôt au choix qu'à l'abondance
,, des choses. (y)

La Nature veut toûjours être fla-
tée, & jamais contrainte par des re-

(y) *Théfe soûtenuë aux Ecoles de Médecine de Paris , sous la Préfidence de M. Hecquet.*

Non ex denso Pharmacorum agmine pendet Medici virtus ; hujus æstimanda peritia est , non remediorum numero , sed momento ; abundè nobis erit Divini Senis aurea simplicitas : illius amamus pauperiem qui parvo contentus , nec laborantium vota fallere, nec morborum insidiis falli potuit.

Illius adeuntes fortunam , curæ rerum potiùs insistimus , quàm copiæ.

medes violens, ou multipliés ; *adu-lari , sed non cogi amat.* Hipocrate le pensoit ainsi ; acoutumé qu'il étoit à avoir toute sorte d'égards pour elle, dont il se réconnoissoit uniquement le Ministre, il vouloit assouplir, ramolir par une ample boisson & l'usage des délayans, les parties sur lesquelles ses remédes devoient agir. *Corpora quocunque quis purgare voluerit, fluida facere oportet.* (z)

Voilà l'effet des Eaux Minérales de Pougues ; elles operent en fondant, & délayant les humeurs glaireuses, crasses & viciées qu'elles évacuent ensuite doucement, & sans faire de violence à la Nature. Elles contribuent tout à la fois à la fluidité du sang dont elles deviennent le véhicule, & à la souplesse des parties dont elles préviennent le désséchement, & dont elles moderent le ressort.

Or comme la santé n'est qu'une sorte d'équilibre entretenu par les raports, la proportion, & les conve-

(z) *Hippocr. Aphor.* 9. *sect.* 2.

nances qui se trouvent dans les liqueurs , & les parties qui les contiennent , & que cèt équilibre ne subsiste
que par la facilité que les liquides
ont à couler , & par la souplesse qui
fait que les parties solides prêtent ,
& cedent aux liquides ; il s'en suit
conséquemment que la boisson des
Eaux de Pougues doit avoir beaucoup de part à la conservation , (aa)
& au rétablissement de la santé , lorsque ce remede efficace est bien en-
tendu , & heureusement placé par de
sages & sçavans Médecins.

Mais le choix d'un bon Médecin
est quelque fois bien difficile à faire !
Scaliger se plaignoit autre fois qu'on
confioit sa Tête aux bons , & aux

(aa) Plusieurs personnes boivent ces Eaux tous les ans, pour s'humec-ter, se purger dou-cement, & se rafrai-chir ; & par là elles préviennent bien des maux , & conservent leur san-té. Les Billieux , & sur tout ceux qui mangent beaucoup , & font peu d'éxerci-ce retirent de grands fruits de ce Remede.

mauvais Médecins sans aucun discernement. *Discrimine nullo medicus bonus malusque æquè profitetur, & creditur æque. Stultos sic levis homines insania versat.* (*)

En effet, on se trompe très souvent dans ce choix, lors qu'on fait comme tout ce qui s'apelle Peuple, qui cherche dans les épaisses ténébres de la Médecine, un Médecin éclairé. La réputation des Médecins est d'une foible ressource à cet égard ; elle est le plus souvent le fruit de la prévention ;(bb) & l'on sçait d'ailleurs que les Médecins les plus habiles, sont ceux qui ont trouvé plus d'obstacles pour gagner la confiance du Public.

La calomnie a poursuivi les plus grands Hommes. Quintus disciple de Marinus ne pût se soûtenir dans Rome, son mérite fût son crime. Les intri-

(*) *J. Cæs. Scaliger. Epiderp. lib.*

(bb) Prudens medicus laboris fructum, non in fama quam multi sæpè falsò aquirunt, & honorib. sed in bona conscientia. *St. Bern. in Epis.*

gues, & les cabales de ses confre-
res dechainés (comme cela arrive souvent) contre celui qui pouvoit être
leur maître, le bannirent de la Ca-
pitale de l'Empire, où tant de mauvais Médecins vivoient impunément.

GALIEN ce Prince de la Médecine, coupable parce qu'il étoit sçavant, trouva les mêmes contradic-
tions dans les ennemis du mérite &
de la science. Les clameurs & les
plaintes des Médecins le forcerent de
se retirer dans son païs loins de l'envie, & de la contradiction. Heureusement l'estime de l'Empereur Antonin
suivit cèt Homme si illustre dans son
éxil : le jugement de ce Prince qui
le jugea digne de sa confiance, a été
le jugement de la postérité : GALIEN
a été élevé au dessus des autres Médecins, comme le plus grand Maître qui eut parû après HIPPOCRATE.

Tel fut ce Médecin éxilé de Rome
par l'intrigue & la cabale; ses ému-
les ont été exposés aux mêmes revers.
L'illustre Riviere qui florissoit dans le
siecle dernier, ne put, en mourant mê-

me, effacer les impreſſions de la jalouſie, & de l'envie.

Le génie, le ſçavoir, ſelon la ré-
marque d'un Auteur, ſont les plus
grands obſtacles que trouvent dans la
carriere de leur art, ceux qui les
poſſédent. Les talens ſoulevent ceux
dont ils bleſſent la jalouſie, & c'eſt
ſouvent le plus grand nombre.

Sans donc s'attacher à la réputation
qui n'eſt qu'une fumée qu'on refuſe
ſouvent aux ſçavans, & qu'on donne
aux ignorans, „ l'on doit, dit Eraſme,
„ ſe choiſir un Médecin ſage & pru-
„ dent, qui n'oublie rien de ce que la
„ raiſon & l'expérience lui dictent ;
„ qui ſçache diſcerner les choſes poſſi-
„ bles des impoſſibles ; qui obſerve les
„ choſes futures, preſentes & paſſées,
„ & qui ſoit ſur tout circonſpect, &
„ judicieux dans l'adminiſtration des
„ rémedes. (cc) A quoi, on doit a-
jouter avec un ſçavant Auteur „ qu'il

(cc) Medicus partes ſuas. ſi omnia fecit, ut ſanaret, peregit *Senec. 7. de Be-neficiis.* 13.

„ faut qu'il aime l'étude, (dd) qu'il
„ ait de la charité pour les malades,
„ & qu'il craigne le Tout - puif-
„ fant. (ee)

Vive , vale ; fi quid novifti
reftius iftis
Candidus imperti ; fi non ,
bis utere mecum.

Horat. Epiftol. v i i. L. 1.

(dd.)   Nemo |lute hominis trac-
juftius affiduè dif-|tant.
cit quàm qui de fa-| *Caffiodor.*

(ee) Time De-|cuncta experieris.
um , &   fecurus|
Mefues Medicus Arab. Fol. 126.

F I N.